国家卫生健康委员会妇幼司指导
中国妇女发展基金会支持课题

乳腺癌"三早"主动健康项目年度报告（2021年）

主编 马 晶

中国协和医科大学出版社
北 京

图书在版编目（CIP）数据

乳腺癌"三早"主动健康项目年度报告. 2021年 / 马晶主编. —北京：中国协和医科大学出版社，2023.12

ISBN 978-7-5679-2230-3

Ⅰ.①乳… Ⅱ.①马… Ⅲ.①乳腺癌－防治－研究报告－中国－2021 Ⅳ.①R737.9

中国国家版本馆CIP数据核字（2023）第136275号

乳腺癌"三早"主动健康项目年度报告（2021年）

主　　编：马　晶
责任编辑：杨小杰
封面设计：邱晓俐
责任校对：张　麓
责任印制：张　岱

出版发行　**中国协和医科大学出版社**
　　　　　（北京市东城区东单三条9号　邮编100730　电话010-65260431）
网　　址：www.pumcp.com
经　　销：新华书店总店北京发行所
印　　刷：三河市龙大印装有限公司

开　　本：850mm×1168mm　　1/32
印　　张：3.75
字　　数：65千字
版　　次：2023年12月第1版
印　　次：2023年12月第1次印刷
定　　价：40.00元

ISBN 978-7-5679-2230-3

项目专家组名单

项目专家组组长

马　晶　清华大学医院管理研究院

项目专家组成员

刘远立　北京协和医学院卫生健康管理政策学院

吴　炅　复旦大学附属肿瘤医院

王　水　江苏省人民医院　江苏省妇幼保健院

马　飞　中国医学科学院肿瘤医院

孙　强　中国医学科学院北京协和医院

朱庆莉　中国医学科学院北京协和医院

吴　静　中国疾病预防控制中心慢性非传染性疾病预防

　　　　控制中心

魏文强　中国医学科学院肿瘤医院

金　曦　中国疾病预防控制中心妇幼保健中心

吴久玲　中国疾病预防控制中心妇幼保健中心

乔友林 中国医学科学院肿瘤医院，北京协和医学院群

医学及公共卫生学院

韩历丽 北京妇幼保健院

郑　莹 复旦大学附属肿瘤医院

王　颀 广东省妇幼保健院

马祥君 北京市海淀妇幼保健院

黄晓曦 福建省妇幼保健院

韩晓蓉 成都市妇女儿童中心医院

罗娅红 辽宁省肿瘤医院

薛蕴菁 福建医科大学附属协和医院

解云涛 北京大学肿瘤医院

方　亚 厦门大学公共卫生学院

编者名单

主　　编　马　晶

副 主 编　沈松杰　郑睿敏

主编助理　裴晨阳　李艾妍　曾　典

编　　者　（按姓氏拼音排序）

陈　畅　中国医学科学院北京协和医院

樊子暄　北京协和医学院卫生健康管理政策
　　　　学院

郭星煜　清华大学医院管理研究院

何婵婵　清华大学医院管理研究院

黄　河　深圳市宝安区人民医院

霍舒同　加州大学尔湾分校

李艾妍　四川省妇幼保健院

刘美岑　北京协和医学院卫生健康管理政策
　　　　学院

马　晶　清华大学医院管理研究院

裴晨阳　北京协和医学院卫生健康管理政策
　　　　学院

沈松杰　中国医学科学院北京协和医院

宋　雨　中国医学科学院北京协和医院

王琳溪　麻省理工学院

杨昊鹏　清华大学医院管理研究院

曾　典　中国中医科学院广安门医院

张　玥　清华大学医院管理研究院

郑睿敏　中国疾病预防控制中心妇幼保健
　　　　中心

前　言

我国政府对女性健康十分重视。自2009年我国进入深化医药卫生体制改革新阶段，卫生部（现国家卫生健康委员会）、中华全国妇女联合会（简称"全国妇联"）和财政部联合发起了中国农村妇女"两癌"（乳腺癌、宫颈癌）检查项目试点，并在过去的十年间逐步推广。2021年3月国务院发布的《中华人民共和国国民经济和社会发展第十四个五年规划和2035年远景目标纲要》和2021年9月发布的《中国妇女发展纲要（2021—2030年）》强调要"强化慢性病预防、早期筛查和综合干预"和"保障妇女享有卫生健康服务，完善宫颈癌、乳腺癌综合防治体系和救助政策"，表明妇女"两癌"作为慢性病综合防治工作已成为我国政府妇女健康工作的长期重点。

受国家卫生健康委员会妇幼司委托，在中国妇女发展基金会的支持下，中国女性乳腺癌"三早"主动健康项目组（简称"项目组"）于2020—2021年对部分省、市、区、县开展调研工作。该项目旨在通过重点调研我国有代表性的六个省（四川、福建、湖北、广东、山东、河北）2015—

2020年"两癌"检查项目中乳腺癌工作的执行情况和面临的挑战，总结经验，发现亮点，以循证为依据，以质量和结果为导向，探索适合我国国情的乳腺癌"早发现、早诊断、早治疗"的"三早"主动健康服务模式和实施策略。在调研过程中，项目组邀请了国内外20多位临床和公卫专家就我国乳腺癌防治策略进行了2次线上国际研讨会和专家访谈会，同时深入上述六个省进行了实地调研，与当地负责乳腺癌筛查相关工作的组织管理者和具体实施人员进行座谈，收集各地提供的工作报告，形成了这版以定性研究为主的调研报告。

本报告在简要介绍我国女性乳腺癌发病现状、城乡特点及变化趋势的基础上，重点梳理了我国十多年来农村妇女"两癌"检查项目政策与检查方案的变化历程。报告针对我国适龄女性数量庞大、城镇化流动人口不断增多的现状，以及我国"两癌"检查政策中工作对象从以"农村妇女"为主转变到覆盖"城乡女性"，分析了各地在项目执行中所面临的挑战。报告基于上述分析并通过对当前乳腺癌筛查项目的组织管理（包括体系架构与管理能力、筛查执行机构管理与执行人员服务能力、筹资支付体系及信息化管理体系）的梳理，提出一系列有针对性的政策建议。

本项目在实施过程中得到了各地方相关管理部门和妇幼保健机构的大力配合与支持。项目组在调研中也深深感受到，在新型冠状病毒感染疫情的大背景下，我国各级妇幼保健机构在应对疫情防控的同时，为保证"两癌"检查工作顺利完成，克服各种困难，尽心尽力，实属不易。项目组在调研报告中的一些讨论和观点为项目组的意见，希望持续得到相关管理部门和执行部门的批评指导，从而能够不断完善。最后，对于中国妇女发展基金会、罗氏制药及所有相关方提供的公益支持，项目组在此一并致谢！

马 晶

2023年9月

目 录

第一章

乳腺癌筛查项目历史回顾

　　乳腺癌是严重威胁女性健康的恶性肿瘤。据世界卫生组织统计估算，2020年全球乳腺癌年龄标化发病率为47.8/10万人，发病总数为226万人，占女性所有癌症发病总人数的24.5%；乳腺癌年龄标化死亡率为13.6/10万人，死亡总数为68.5万人，占女性癌症死亡总数的15.5%，发病人数和死亡人数均排在第一位。中国国家癌症中心发布的数据显示，2016年中国女性乳腺癌年龄标化发病率为29.05/10万人，新发病例约30.60万，占女性癌症发病总人数的16.72%，位列我国女性肿瘤发病之首；年龄标化死亡率为6.39/10万人，死亡人数为7.17万人，排在女性肿瘤死亡第五位。

　　2009年以来，"两癌"检查项目覆盖面逐年扩大，受益人群不断增加。2020年宫颈癌筛查项目由最初的221个县（市、区）扩展到2616个，乳腺癌筛查由220个扩展到2454个。截至2020年，全国共开展免费宫颈癌筛查1.4亿人次，检出宫颈癌及癌前病变约33.3万例；开展免费乳腺癌筛查超6500万人次，检出乳腺癌及癌前病变约3.6万例，越来越多的患病妇女得到了早诊早治。乳腺癌确诊得越早，患者的五年生存率就越高。2019中国临床肿瘤学会乳腺癌年会资料显示，中国乳腺癌患者五年生存率高达83.2%，在过去10年间提高了7.3%。

　　本章简要介绍了中国女性乳腺癌发病现状、城乡特点及变化趋势；总结了农村妇女"两癌"检查项目经历的5

个发展阶段，包括启动阶段（2009—2011年）、扩面阶段（2012—2014年）、推广阶段（2015—2018年）、过渡阶段（2019—2020年）和城乡覆盖阶段（2021年至今），并梳理了相应的政策背景和阶段性成果。

第一节　中国女性乳腺癌概况

一、中国女性乳腺癌发病、死亡变化情况

根据2019年全球疾病负担研究数据库数据显示，1990—2019年我国女性乳腺癌年龄标化发病率持续上升（图1-1）。可能的原因有：近二十年来，我国人口老龄化进程加速，尤其是20世纪60—70年代生育高峰期间出生的女性已步入45～60岁阶段，正是我国乳腺癌发病率高峰年龄；同时，这一代及以后的女性少生、晚生甚至不生的生育观念的改变，加上高能量饮食摄入，缺乏运动，吸烟饮酒等生活方式改变，以及更年期雌激素的使用等，都会增加患乳腺癌的风险。

然而，根据国家癌症中心测算，乳腺癌的发病率在2007年后有一个明显的放缓趋势，即发病率从2000—2008年期间的年增长百分比4.6%，减缓到2009—2016年期间的年增长百分比1.4%，表明自2009年以来开展的"两癌"项目以及相应的女性意识提升对乳腺癌发病率的增长趋势有一定的遏制效果。如图1-1所示，2017—2019年的发病率又有增长趋势。

此外，中国女性乳腺癌发病和死亡情况在区域分布上有

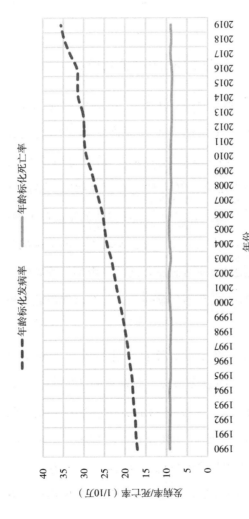

图1-1 1990—2019年中国女性乳腺癌年龄标化发病率、死亡率趋势

数据来源：Global Burden of Disease Study，GBD2019。

2个特点：①城市的发病率和死亡率明显高于农村。2016
年数据显示，城市女性乳腺癌年龄标化发病率为31.8/10万，
标化死亡率为7.0/10万，均远高于农村女性的乳腺癌年龄标
化发病率（23.8/10万）和乳腺癌年龄标化死亡率（5.4/10
万）。这一差距在中国北部和东北地区尤为明显（图1-2）。
②中国南部、北部和东北部地区的女性乳腺癌发病率明显高
于其他地区。

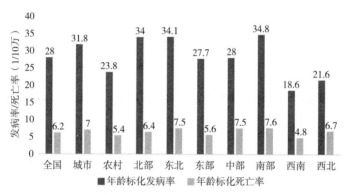

图1-2　2016年中国女性乳腺癌年龄标化发病率、死亡率

二、中国女性乳腺癌患病与生存情况

据世界卫生组织统计，2020年中国女性新发癌症病例
总数209万例，其中乳腺癌患者近42万例，占比达20%。随
着我国基本医疗保障体系的建立和医疗水平的逐步提高，我
国乳腺癌患者的五年生存率也逐年升高，从2003年的73.1%

提升到2015年的82.0%。城市女性的五年生存率（84.9%）
远高于农村地区（72.9%）。北京、上海、广州、深圳等发达
城市是我国乳腺癌的高发地区，但乳腺癌患者的生存率也高
于中、西部城市。例如，2017年广州女性乳腺癌患者的五年
生存率已高达92.1%，上海也已达到91.8%。

　　因此，做好乳腺癌的早发现、早诊断和早治疗，是降低
乳腺癌患者的死亡率、提高生存质量、做好乳腺癌防治工作
的重点。

第二节 中国女性"两癌"检查项目政策发展历程

在2009年我国政府启动新一轮深化医药卫生体制改革之际，卫生部、全国妇联及财政部发起了中国农村妇女"两癌"检查项目（以下简称"两癌"项目）。这是我国在肿瘤防治领域中由政府主导投入最大、覆盖面最广、延续时间最长的项目。自2009年起到2023年本报告形成，"两癌"项目经历了启动、扩面、推广、过渡和城乡覆盖五个阶段。"两癌"项目实施的前三个阶段（2009—2018年）所需经费由中央和地方财政共同承担。到2019年，"两癌"项目与其他18项国家重大公共卫生服务项目被一并纳入原有的12项国家基本公共卫生服务项目，但其管理与服务仍由妇幼保健体系提供（见第三章）。与过去的重大公共卫生项目和12项基本公共卫生服务项目每年能够得到相对固定资金保障不同，2019—2021年，合并到基本公卫服务项目之后的"两癌"项目的资金来源变为从辖区基本公卫经费中划拨再加上地方财政分担的形式，再加上各地新型冠状病毒感染疫情防控工作的压力，"两癌"项目实施面临挑战，一些经济欠发达地区出现项目资金不足甚至无法到位的情况。2021年3月《中华人民共和国国民经济和社会发展第十四个五年规划和2035

年远景目标纲要》和2021年9月国务院《中国妇女发展纲要（2021—2030年）》两个重要文件的出台，标志着逐步提升中国女性乳腺癌和宫颈癌筛查城乡覆盖率成为新时期我国政府保障妇女健康工作的重点之一，此后"两癌"防治工作得到各地政府日益重视和支持。

一、启动阶段（2009—2011年）

2009年，在卫生部和全国妇联的积极推动下，两部门联合财政部印发了《农村妇女"两癌"检查项目管理方案》（卫妇社发〔2009〕61号），利用中央财政专项补助经费，在全国首次开展为期3年针对120万农村妇女的"两癌"项目。随后，卫生部疾病预防控制局组织专家编写了《农村妇女乳腺癌检查项目实施方案（2009—2011年）》《农村妇女乳腺癌检查项目技术方案（2009—2011年）》，财政部、卫生部发布了《关于下达2009年农村妇女"两癌"检查项目补助资金的通知》（财社〔2009〕40号）等一系列配套文件，用于指导"两癌"项目的开展。在2011年出台的《中国妇女发展纲要（2011—2020年）》文件中也提出要加大专项资金投入，扩大"两癌"检查覆盖范围。在这一阶段，"两癌"项目主要由卫生部、全国妇联、财政部联合启动，确保了项目试点启动的组织动员、推动实施、资金投入和医疗救助。

二、扩面阶段（2012—2014 年）

2012年，国务院印发《"十二五"期间深化医药卫生体制改革规划暨实施方案》，提出要继续开展针对农村适龄妇女"两癌"检查这一重大公共卫生服务专项，并继续由卫生部、全国妇联、财政部联合开展。在这一阶段，乳腺癌筛查人数由最初的3年共筛查120万人，增加到每年筛查120万人。自2013年起，财政部在公益彩票资金筹集分配及中央集中彩票公益金安排中，也纳入了"两癌"救助项目，主要救助患"两癌"的农村贫困妇女，每年补助1亿～3亿元，由全国妇联委托中国妇女发展基金会组织实施。

三、推广阶段（2015—2018 年）

2015年，为落实深化医药卫生体制改革重点工作，提高农村妇女"两癌"早诊、早治率，降低"两癌"死亡率，提高广大农村妇女健康水平，国家卫生和计划生育委员会、财政部、全国妇联继续实施农村妇女"两癌"项目。这一阶段的主要特点有：①中央没有规定具体检查的数额要求。②2016年起包括"两癌"项目在内的一批项目执行方式由项目法（指根据相关规划、竞争性评审等方式将专项转移支付资金分配到特定项目的方法）转变为因素法（指根据与支出相关的因素并赋予相应的权重或标准，对专项转移支金进行分配的方法）。③对原有筛检流程做了更新（从之前的先做乳腺体检，发现异常后再做乳腺超声检查改成两种检查共同作为初筛方法）。同年，国家卫生和计划生育委员会疾病预防控制局也发布了《中国癌症防治三年行动计划（2015—2017年）》，提出到2017年，癌症防治核心知识知晓率要达到60%。该计划还提出，以肺癌、肝癌、胃癌、食管癌、大肠癌、乳腺癌、宫颈癌、鼻咽癌八大癌症为重点，扩大癌症筛查和早诊早治覆盖面，在重点地区的早诊率达到50%。随后，2016年发布的《中华人民共和国国民经济和社会发展第十三个五年规划纲要》《"十三五"卫生与健康规划》《"十三五"脱贫攻坚规划》等文件指出，要扩大农村妇女"两癌"项目覆盖范围。2018年，国家卫生健康委员会、国家发展和改革委员会、财政部等发布《关于印发健康扶贫三年攻坚行动实施方案的通知》，将农村妇女"两癌"纳入专项救治范围，并提出将"两癌"检查覆盖所有贫困县。在这一阶段，我国农村妇女"两癌"项目与全国城市癌症防治工作"两线并行"，共同发力。

四、过渡阶段（2019—2020年）

2019年11月，国家卫生健康委员会、财政部、国家中医药局印发《关于做好2019年基本公共卫生服务项目工作的通知》，将农村妇女"两癌"项目连同其他18项重大公共卫生服务专项（共19项）一并纳入原有的12项国家基本公共卫生服务项目，在2020年由国家财政为每位户籍人口在原有的79元"12项基本公卫经费"基础上再增加5元，加上地方政府配套资金进行管理。该文件提出，在新增的19项服务中"地方病防治、职业病防治和重大疾病及危害因素监测3项工作为每年确保完成的工作，其余16项工作由各省结合本地实际实施"。虽然该通知所附的《新划入基本公共卫生服务相关工作规范（2019年版）》对农村妇女"两癌"项目管理工作规范进行了说明，提出"逐步扩大人群覆盖率，宫颈癌早诊率达到90%以上，乳腺癌早诊率达到60%以上，对检查异常/可疑病例的随访管理率达到95%以上"等目标，但该文件中的检查对象仍与自2009年以来的"农村妇女'两癌'项目"一致，这一政策倾向决定了自2009年以来，绝大部分地方政府在制定"两癌"项目的财政预算时基本还是针对农村户籍适龄女性。同时，由于各辖区按户籍人数分配基本公共卫生新增加的每人5元的经费，农村妇女"两癌"项目也就顺其自然只给辖区户籍农村女性提供，外嫁农村妇女或外来务工非户籍常住女性就无法享受政府提供的免费"两癌"检查。另外，2020—2022年三年间地方政府配套基本公共卫生服务经费对"两癌"项目投入的重视程度和承受能力也会受疫情防控的影响。

尽管如此，健康中国行动推进委员会于2019年7月发布《健康中国行动（2019—2030年）》，要求农村适龄妇女宫颈癌和乳腺癌筛查"区县覆盖率"达到80%及以上。同年9月，国家卫生健康委员会、国家发展和改革委员会、教育部等印发的《健康中国行动——癌症防治实施方案（2019—2022年）》提出，到2022年，高发地区重点癌种早诊率达到55%以上，同时进一步明确了农村适龄妇女"两癌"筛查的区县覆盖率达到80%以上。2021年3月，健康中国行动推进委员会发布的《健康中国行动监测评估实施方案和健康中国行动监测评估指标体系（试行）》也提出，到2022年，农村适龄妇女"两癌"筛查的区县覆盖率达到80%以上。但需注意，"区县覆盖率"不是真正意义上的"人群覆盖率"，辖区只要为几十、几百或几千位农村妇女提供"两癌"检查就算满足了区县覆盖的要求，而没有考虑到辖区实际的适龄女性总人数。可喜的是，在某些经济发达地区（如深圳），"两癌"项目已经逐步扩大到了城市低保妇女或外来务工的女性常住人口。

2020年初开始的新型冠状病毒感染疫情打乱了许多常规计划，"两癌"检查工作也不例外。各级妇幼保健机构和医疗卫生机构在全力执行各种社区防疫消杀、核酸检测、疫苗接种等工作的同时，在人手不够、经费不足的情况下，也都在尽力保证完成当地的"两癌"检查工作任务。

五、城乡覆盖阶段（2021年至今）

2021年是我国"十四五"规划设计制定元年，也是我国实行了十二年的农村妇女"两癌"检查工作开始逐步转到面向全国城乡适龄妇女并逐步实现广覆盖的起始阶段。首先，2021年3月印发的《中华人民共和国国民经济和社会发展第十四个五年规划和2035年远景目标纲要》提出，要"强化慢性病预防、早期筛查和综合干预"，重点强调了"保障妇女享有卫生健康服务，完善宫颈癌、乳腺癌综合防治体系和救助政策"。随后，2021年9月国务院印发的《中国妇女发展纲要（2021—2030年）》也明确提出"适龄妇女宫颈癌人群筛查率达到70%以上，乳腺癌人群筛查率逐步提高"的十年发展目标。

紧接着，《国家卫生健康委办公厅关于印发宫颈癌筛查工作方案和乳腺癌筛查工作方案的通知》（国卫办妇幼函〔2021〕635号）发布，显示了新的"两癌"防治工作需要遵循"一病一策"的原则，提出到2025年年底实现以下三大目标：①逐步提高"两癌"筛查覆盖率，适龄妇女乳腺癌筛查率逐年提高，适龄妇女宫颈癌筛查率达到50%以上。②普及"两癌"防治知识，提高妇女"两癌"防治意识。适龄妇女"两癌"防治核心知识知晓率达到80%以上。③完善"两癌"筛查模式，提高筛查质量和效率，乳腺癌筛查早诊率达到70%以上，宫颈癌筛查早诊率达到90%以上。2023年1月，国家卫健委与教育部、民政部、财政部等十个部门联合制定印发了《加速消除宫颈癌行动计划（2023—2030年）》，旨在建立多部门联动的宫颈癌综合防控工作机制，加快推进我国宫颈癌消除进程，保护和促进广大妇女健康。上述重要文件充分表明，将女性"两癌"防治工作在全国城乡逐步推广普及并最终实现广覆盖是今后5～15年我国政府妇女健康工作的重点之一。

综上所述，中国女性"两癌"项目作为我国政府长期主导和投入长达十多年的国家免费项目，当前进一步得到各级政府的重视，扩大筛查人数、提升筛查率被许多地方政府纳入惠民政策或民生工程。这充分体现中国各级政府把保障人民健康放在优先发展的战略位置，坚持预防为主的方针，深入实施健康中国行动，完善国民健康促进政策，织牢国家公共卫生防护网，保障妇女享有卫生健康服务，不断完善宫颈癌、乳腺癌综合防治体系和救助政策，为人民提供全方位、全生命期健康服务。

第三节　乳腺癌筛查工作进展及新挑战

一、农村妇女乳腺癌筛查工作进展

自2009年以来，我国政府持续推动农村妇女"两癌"项目，取得了较多经验和成绩。尤其是在各地健康扶贫、惠民工程的政策支持下，当地农村妇女"两癌"检查工作的政府投入也不断加大。据官方数据统计，2009—2019年全国开展适龄妇女乳腺癌免费检查超过3000万人次，检出乳腺癌和癌前病变1.6万例，已经覆盖全国58%的县（1651个县）。截至2019年，全国21个省（市、区）"两癌"检查工作已经覆盖所有农村地区（含脱贫攻坚贫困地区），其中13个省（市、区）"两癌"检查工作已覆盖所有城乡地区。国家卫生健康委员会在《健康中国行动——癌症防治实施方案（2019—2022年）》中提出，"到2022年，要力求'两癌'检查覆盖80%的县，2030年覆盖90%的县。"从本次2020—2021年间调研的6个省来看，"两癌"检查区县覆盖率近五年有明显提升：2015—2016年，6个省的区县覆盖率仍处于42%及以下，2020年则均提升至80%及以上，已提前达到健康中国行动提出的2022年"两癌"检查覆盖80%的县的目标，其中广东、福建、四川和山东省更是率先达到100%的区县覆盖率。此外，6个省的筛查总人数也从2015—2017年的数万人，扩大到2018—2020年的数十万人，山东省甚至在2020年扩大到覆盖数百万人，充分显示了近几年各地政府在健康扶贫政策下对农村妇女"两癌"项目的投入力度之大。"两癌"项目对促进全国妇女关注自身健康，普及"两癌"防治知识起到积极的宣传推广作用，是深入落实健康扶贫的重要举措之一。

二、新形势下中国女性乳腺癌筛查面临的挑战

2021年发布的新版《乳腺癌筛查工作方案》明确将筛查服务对象由以往的"农村适龄妇女"扩大为"城乡适龄（35～64周岁）妇女，并优先保障农村妇女、城镇低保妇女"。同时提出，"到2025年年底，要实现适龄妇女乳腺癌筛查率不断提高"的目标。我国乳腺癌筛查工作重点从2022年开始全面走向城乡覆盖阶段，不仅将会面临筛查对象数量增加，还会面临人群多样性和流动性等诸多挑战。

项目组以2020年全国第七次人口普查数据为基础，分析我国未来乳腺癌筛查工作从农村适龄妇女推广到城乡覆盖阶段将面临的挑战。根据我国第七次全国人口普查数据显示，我国35～64周岁妇女共有29 659.20万人，占全国总人口的21%，这意味着如果要达到70%的适龄女性人群覆盖率目标，2亿以上的女性需要接受"两癌"检查。这个年龄段

中，城市妇女最多，占41%（12 299.62万人），城镇妇女占23%（6818.93万人），农村妇女占36%（10 540.65万人）（图2-1）。由此可见，随着我国城镇化建设进程的加快，城市和城镇人口已占据近2/3。因此，在目前将筛查服务对象从过去重点关注农村适龄妇女转向城乡适龄妇女，意味着筛查服务对象的数量将增加2～3倍。

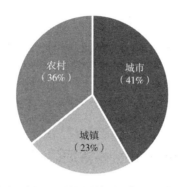

■城市适龄妇女比例　　■城镇适龄妇女比例　　■农村适龄妇女比例

图2-1　城市、城镇、农村35～64周岁适龄妇女构成比例情况

值得赞赏的是，一些省市地区如福建省和广东省在2020年就已经开始将"两癌"项目覆盖全省城乡适龄妇女。同时，部分城市也将筛查服务对象范围扩大，如济南市扩大到城市户籍低保适龄妇女，武汉市扩大到所有城乡户籍适龄妇女，厦门市则是覆盖所有城乡户籍和常住适龄妇女。因此，多个省、市、地区在服务人群范围的扩大方面已经有一定基础，其经验可为接下来的城乡覆盖阶段提供参考。

此外，人口流动性增强也为筛查的组织动员和后期随访管理、诊断治疗服务带来挑战。据普查结果显示，我国人口结构中的流动人口、常住人口的比例正在逐年上升，流动人口在10年间增加了69.73%，占总人口的1/4。与2010年相比，2020年人口的流动率增长了26.62%，省内流动和跨省流动人口规模分别增长85.35%和45.13%。因此，考虑到我国妇女人群的多样性，除在政策上对农村和城镇贫困人群有倾斜外，还需要积极发动各级妇幼保健院、妇联、社区和村委会探索向不同筛查服务对象（外乡非户籍人群、城镇务工人群和流动人群等）的特点和需求，针对不同妇女群体因地制宜地提供不同的筛查服务和宣教方式。

综上所述，项目组建议各级政府进一步明确辖区筛查服务对象基数，有计划、分步骤地提升筛查覆盖率。首先，建立多种形式的乳腺癌筛查服务中心和筛查点，开展全年常态化筛查服务。其次，结合异地就医政策和信息化建设等措施，开展新模式试点，探索为流动人口提供连续性筛查服务方案。最后，建立国家统一的一体化信息管理系统，加强医疗数据平台和资源的优化整合，快速、有效、准确地定位及闭环管理整个筛查流程。

参考文献

［1］郑荣寿，孙可欣，张思维，等. 2015年中国恶性肿瘤流行情况分析［J］. 中华肿瘤杂志，2019（1）：19-28.

［2］赫捷，陈万青，李霓，等. 中国女性乳腺癌筛查与早诊早治指南（2021，北京）［J］. 中国肿瘤，2021，30（3）：161-191.

［3］莫淼，袁晶，周昌明，等. 以大型单中心的医院登记为基础的3.5万例乳腺癌患者长期生存报告［J］. 中国癌症杂志，2020，30（2）：90-99.

［4］SUNG H，FERLAY J，SIEGEL RL，et al. Global cancer statistics 2020：GLOBOCAN estimates of incidence and mortality worldwide for 36 cancers in 185 countries［J］. CA Cancer J Clin，2021，71（3）：209-249.

［5］ZHENG RS，ZHANG SW，ZENG HM，et al. Cancer incidence and mortality in China，2016［J］. JNCC，2022，2（1）：1-9.

［6］WILD CP，WEIDERPASS E，STEWART BW. World cancer report：cancer research for cancer prevention［R］. Lyon：International Agency for Research on Cancer，2020：23-33.

第二章

《乳腺癌筛查工作方案》
变迁与解读

　　自2009年以来，我国面向广大农村妇女的"两癌"项目历经了启动、扩面、推广、过渡和城乡覆盖五个阶段，筛查方案不断迭代完善。国家卫生健康委员会在《健康中国行动——癌症防治实施方案（2019—2022年）》中提出，"到2022年，要力求'两癌'检查覆盖80%的县，2030年覆盖到90%的县。"尤其是在2021年先后出台的《中华人民共和国国民经济和社会发展第十四个五年规划和2035年远景目标纲要》和《中国妇女发展纲要（2021—2030年）》两个重要文件中，都明确提出"保障妇女享有卫生健康服务，完善宫颈癌、乳腺癌综合防治体系和救助政策""适龄妇女宫颈癌人群筛查率达到70%以上，乳腺癌人群筛查率逐步提高"的十年发展目标。近几年，各省对"两癌"检查工作的投入力度不断加大，筛查人数不断增加，项目组本次调研的六个省的区县覆盖率都已达到80%。各级筛查执行机构积累了大量宝贵经验，针对工作开展中亟需解决的问题也有许多思考和探索。

　　如前所述，2021年12月31日国家卫健委印发《宫颈癌筛查工作方案》和《乳腺癌筛查工作方案》，提出到2025年底实现3个目标：①逐步提高"两癌"筛查覆盖率。②普及"两癌"防治知识和提高妇女"两癌"防治意识。③完善"两癌"筛查模式，提高筛查质量和效率。这不仅标志着我国女性"两癌"检查工作走向了城乡覆盖的新阶段，更是突出了逐步提高筛查覆盖率、高质量筛查和追踪管理的要求。在本章中，调研组通过回顾近些年来我国农村妇女乳腺癌筛查工作的成绩，结合调研中了解到的乳腺癌筛查现状，解读新版《乳腺癌筛查工作方案》（即第4版）的重点及意义，为新阶段项目实施提供科学参考依据。

第一节 《乳腺癌筛查工作方案》的历史演变

我国《乳腺癌筛查工作方案》从2009年农村妇女"两癌"项目启动至今，与筛查项目五个阶段的发展相适应，历经了4个版本的变动。

第一版（2009年版）于"两癌"项目启动时制定，主要以乳腺体检为初筛方法，发现异常后做乳腺超声检查（见附录A）。

第二版（2012年版）将初筛方法从乳腺体检改为乳腺体检联合乳腺超声，发现异常后再进行乳腺X线检查。

第三版（2015年版）在第二版基础上将乳腺超声检查后的随诊方法进一步按照临床BI-RADS级别细分，检查结果为BI-RADS 4级或5级者建议直接做病理活检，而0类或3类者建议进一步做乳腺X线检查（见附录B）。虽然农村妇女"两癌"项目在2019年由原国家重大公共卫生项目转到国家基本公共卫生服务项目经费统筹管理，但其操作流程还是沿用2015版的筛查方案。

第四版（2021年版）基本沿用了第三版的筛查流程，明确了继续使用乳腺体检和乳腺超声作为初筛方法，发现异常后依据BI-RADS分级再进行乳腺X线或病理活检随诊。值得关注的是，第四版主要做了以下调整：①扩大了筛查服务对象。从面向农村适龄妇女扩大为35～64周岁的城乡妇女，这标志着我国女性乳腺癌筛查工作走向了城乡覆盖的新阶段；但同时也强调各级政府在执行筛查项目时要"优先保障农村妇女、城镇低保妇女"。②突出了质量控制要求。第四版明确提出，要对参与筛查工作的医疗机构及外送检测机构开展全流程质量控制，依据筛查质量评估手册的具体要求开展质控工作。③对筛查间隔时间的要求比以往更灵活。第四版明确提出，针对乳腺彩超BI-RADS分类结果为1类或2类者（即初筛阴性结果者），从过去每3年筛查1次更改为原则上每2～3年筛查1次。④强调了逐步提高筛查覆盖率。第四版指出，到2025年年底，要实现乳腺癌筛查率不断提高等目标。

第二节　新版《乳腺癌筛查工作方案》的解读

一、科学评估最佳筛查年龄范围

2021年发布的新版《乳腺癌筛查工作方案》（即第四版）延续了前三版《乳腺癌筛查工作方案》中"年龄范围35 ~ 64周岁"的规定，同时在工作内容的组织实施环节中也指出，"有条件的地区可适当放宽筛查妇女的年龄范围"。项目组在2021年的调研中了解到，调研省、市各自的国家免费"两癌"检查执行方案与2015版国家方案规定一致，终止年龄截至65周岁。国家卫生健康委员会妇幼司在新版《乳腺癌筛查工作方案》中强调"防治结合、一病一策"的工作新思路，提出有条件的地区可适当放宽年龄范围。鉴于乳腺癌的发病高峰为45 ~ 55岁，比宫颈癌晚了10年左右。项目组建议需通过科学评估，确定我国女性乳腺癌筛查的最佳年龄范围，合理分配筛查资源，确保早筛早诊效果。同时在我国目前面临老龄化进程加速的情况下，也可考虑把乳腺癌体检纳入老年人年度体检的基本公共卫生服务项目内容之一。

二、筛查频率每2～3年1次

在新版《乳腺癌筛查工作方案》中，针对初筛阴性女性（即乳腺超声的BI-RADS分类结果为1类或2类者），从过去3年筛查1次更改为原则上每2～3年筛查1次。同时，在工作内容的组织实施环节上还增加了"对高风险人群可适当提高筛查频率"的建议。

在项目调研中的2次乳腺癌临床专家研讨会上，部分专家提出了每3年筛查1次间隔时间是否过长的问题，项目组在总结了近年来所有基于我国人群的乳腺癌筛查卫生经济学分析后发现，新版《乳腺癌筛查工作方案》建议的每2～3年筛查1次的成本效果比最优，也与其他国家项目方案的筛查频率一致。项目组建议，可在制定与诊疗指南衔接的召回、随访配套流程方案上，进一步细化不同检查结果的随访间隔时间，探索防（筛查）、诊、治的全闭环管理流程（详见第三章）。

三、乳腺超声作为初筛方法的讨论

我国农村妇女"两癌"项目的筛查流程图自2015年的第三版方案以来，都以乳腺体检和乳腺超声检查作为初筛方法，结果为BI-RADS 0类或3类者，再进行乳腺X线检查；结果为4类或5类者，则进行活检及组织病理学检查。新版

《乳腺癌筛查工作方案》也沿用了该筛查流程（见附录C）。在本项目组开展的2次（2020年6月和9月）线上乳腺癌专家论证会上，专家们都认为我国乳腺癌筛查方案是符合国情的。虽然长期以来，乳腺X线检查几乎是所有其他国家早期筛查诊断的金标准，但对于中国女性（尤其是更年期前）普遍存在乳腺致密度较高的特点，不适合单独使用乳腺X线检查进行初筛。特别是对于医疗资源和水平有限的中低收入国家和地区，乳腺超声相比乳腺X线更加适合作为初筛方法。第一，乳腺超声的可操作性比乳腺X线更好。调查发现，许多经济欠发达地区存在缺乏乳腺X线设备，或缺乏操作X线设备的技术人员等现象。因此，在农村、偏远地区，乳腺X线的可实施性和可操作性仍然面临很大的挑战。第二，乳腺超声的敏感性和特异性不亚于乳腺X线。一项国际乳腺癌筛查方法的Meta分析指出，若单看中低收入国家的数据，乳腺超声的敏感度高达89.2%，特异性高达99.1%，不亚于乳腺X线。第三，乳腺超声筛查针对高风险人群的效果优于乳腺X线。北京协和医院一项基于我国14个乳腺中心的研究发现，针对高风险人群，乳腺超声的敏感性显著高于乳腺X线（100% vs 57.1%，$P=0.04$），同时诊断的准确度也显著优于乳腺X线（0.999 vs 0.766，$P=0.01$）。第四，乳腺超声作为群体乳腺癌初筛方法的成本效用最好，尤其是在卫生资源较落后的地区。北京协和医院的一项研究指出，用乳腺X

线方法发现1例乳腺癌患者需要筛查1397名女性，费用为28.55万元；而用乳腺超声则需筛查663名女性，费用仅需4.97万元。因此，乳腺超声检查是乳腺癌筛查成本最低的方法，且具有最佳效益。

此外，乳腺体检作为乳腺超声的低成本补充方法，尤其适用于经济欠发达、设备条件有限、女性对疾病认知度较不充分的地区。世界卫生组织指出，乳腺体检可以促进医生和患者间的交流，提高患者的乳腺癌防治素养。总之，目前我国新版《乳腺癌筛查工作方案》建议乳腺超声结合乳腺体检作为初筛方法，BI-RADS 0类和3类者再进行乳腺X线检查，不但更适合我国基层具体操作实施，而且经科学证实该流程具有最佳成本效益。然而，在项目组调研会上有专家提出，由于目前基层乳腺超声筛查质量控制仍缺乏规范性，对筛查后的异常召回、诊断和治疗的连续随访流程仍不完善，从而影响整体筛查质量和异常检出率（见第三章）。因此，项目组建议成立省、市级乳腺癌筛查与管理中心，并成立由各方成员组成的专家组（如临床专家、筛查工作人员、妇联、工会等），与国家卫生健康委员会妇幼司共同定期讨论，进一步完善筛查流程，细化工作方案（包括指导原则、随访方案和诊疗指南等）。同时，建议加强对基层筛查操作人员的培训，统一检查操作方法、质量控制标准和方案实施要求，加强规范化操作，促使个案信息资料填写完整，从而提高筛查项目质量。

四、基于风险评估的精细化筛查方案需进一步探索

新版《乳腺癌筛查工作方案》在其附件"乳腺癌防治健康教育核心知识"中提到，乳腺癌的高风险人群包括：①有乳腺癌或卵巢癌家族史。②月经初潮过早（＜12周岁）或绝经较晚（＞55周岁）。③未育、晚育及未哺乳。④长期服用外源性雌激素。⑤活检证实患有乳腺不典型增生。⑥绝经后肥胖。⑦长期过量饮酒等。另外，建议高风险人群可适当增加筛查频率。上述指标也被纳入中国国家癌症中心最新指南的高危人群定义，且与目前国际常用的乳腺癌风险评估模型——"Gail模型"中的风险因素（年龄、种族、月经史、乳腺活检史、生育史和家族史）基本一致。项目组建议，各地区可以通过建立乳腺癌筛查的循证实践中心和风险分层的筛查试点，收集这些风险因素数据，提前为未来精准化筛查方案打下基础。

参考文献

［1］国家卫生健康委员会. 借力人工智能，三年乳腺癌筛查覆盖率提升27%［EB/OL］.［2019-07-25］(2022-01-22). http://news.163.com/14/0116/23/9IOGF1PQ0001124J.html.

［2］高鹰. 中国女性乳腺癌筛查策略优化研究及卫生经济学评价［D］. 天津：天津医科大学，2016.

［3］黄育北. 中国城市女性乳腺癌筛查卫生经济学评价［J］. 中国肿瘤临床，2019，46（16）：851-856.

［4］马兰，任文辉，赵艳霞，等. 2015年农村妇女基于超声优化流程的乳腺癌筛查项目卫生经济学初步评价［J］. 中国肿瘤，2019，28（12）：891-895.

［5］孙黎，ROSA LEGOOD，杨莉. 乳腺超声和钼靶X线对中国女性乳腺癌筛查的卫生经济学评价［J］. 中国卫生政策研究，2017，10（4）：42-50.

［6］YANG L, WANG J, CHENG J, et al. Quality assurance target for community-based breast cancer screening in China：a model simulation［J］. BMC Cancer, 2018, 18（1）：261.

［7］WANG J, GREUTER MJW, ZHENG S, et al. Assessment of the benefits and cost-effectiveness of population-based breast cancer screening in urban China：a model-based analysis［J］. Int J Health Policy Manag, 2022, 11（9）：1658-1667.

［8］WANG J, GREUTER MJW, ZHENG S, et al. Assessment of the benefits and cost-effectiveness of population-based breast cancer screening in urban China：a model-based analysis［J］. Int J Health Policy Manag, 2021, 11（9）：1658-1667.

［9］SUN L. Cost-effectiveness of risk-based breast cancer screening programme, China［J］. Bull World Health Organ, 2018, 96（8）：568-577.

［10］SUN L, SADIQUE Z, DOS-SANTOS-SILVA I, et al. Cost-effectiveness of breast cancer screening programme for women in rural China［J］. Int J Cancer, 2019, 144（10）: 2596-2604.

［11］OEFFINGER KC, FONTHAM ET, ETZIONI R, et al. Breast cancer screening for women at average risk: 2015 guideline update from the American Cancer Society. JAMA, 2015,（15）314: 1599-1614.

［12］SOOD R, ROSITCH AF, SHAKOOR D, et al. Ultrasound for breast cancer detection globally: A systematic review and meta-analysis［J］. Journal of Global Oncology,2019,5: 1-17.

［13］S SHEN, Y ZHOU, Y XU, et al. A multi-centre randomised trial comparing ultrasound vs mammography for screening breast cancer in high-risk Chinese women［J］. British Journal of Cancer, 2015, 112（6）, 998-1004.

第三章

乳腺癌筛查项目组织管理

自 2009 年以来，作为国家重大公共卫生项目之一的农村妇女"两癌"项目已取得一定成效，十年间国家共投入 72 亿元，其中中央财政投入 32 亿元，地方投入 40 亿元。农村妇女的乳腺癌防治工作覆盖我国大部分农村县域，近年来逐渐扩展到城镇低保人群。各级妇幼保健机构在组织动员、筛查标准规范及人员培训等方面都积累了丰富的经验，也在长期的工作中培养了一批筛查样板县（点），以及认真负责、尽忠职守的基层管理干部和筛查队伍，在有限条件下克服了各种困难，完成了政府历年交给的农村妇女筛查项目任务数。同时，项目组在调研中发现，这种每年由政府分配有限项目资金，组织医护人员在短期内下到乡村、社区，完成一定筛查人数的"项目管理模式"，存在各地妇幼保健机构作为筛查工作的主体很难保障持续的人、财、物投入，以及组织管理机制建设不完善的问题。

2021 年是"十四五"的开局之年，也是我国实行了十二年的农村妇女"两癌"项目转到面向全国城乡适龄妇女并逐步实现广覆盖的转折之年。各地的"两癌"项目在组织管理和实施方面不仅要面对许多长期遗留的困难，还将面临筛查人群范围扩大、需求层次更多、参与机构增加（妇幼保健院、体检机构、社区卫生中心、医院等）等带来的新挑战。唯有依据"十四五"规划所提出的医疗卫生高质量发展理念，本着早发现、早诊断、早治疗的"三早"理念，从顶层设计和领导力开发入手，依据我国国情，因时因地制宜，调动项目执行主体和各利益相关者的积极性和创造性，与时俱进，通过技术创新、服务模式创新和筹资支付创新，探索适合我国国情的乳腺癌筛查常态化、制度化的"人群覆盖管理模式"和与之配套的筛诊治一体化管理流程，才能在今后十年内逐步实现乳腺癌筛查人群的广覆盖。

本章参照世界卫生组织关于卫生体系组织建设六大分析框架，包括服务提供、卫生人力、信息系统、医疗产品/疫苗技术、筹资支付、领导力和组织管理，针对乳腺癌筛查项目的组织管理体系进行梳理与剖析，将它整合成四大板块：①项目管理整体架构与管理能力。②筛查执行机构管理与执行人员服务能力。③筹资支付体系。④信息化系统建设。鉴于信息化平台建设与筛查考核指标体系的重要性，单独在第四章讨论。

第一节 整体组织管理架构与服务模式

我国妇幼卫生体系的三级医疗预防保健网在降低孕产妇和新生儿死亡率,消除艾滋病、梅毒、乙肝等领域取得了举世瞩目的成绩,积累了丰富的经验。如今,这张网络不仅要面临出生率下降的挑战,还要迎接妇女全生命周期管理和"两癌"健康管理服务的新发展机遇。近年陆续出台的重要文件和倡议充分表明女性"两癌"防治已成为我国政府妇女健康工作的长期关注重点。因此,当前城乡覆盖阶段新目标需要我国乳腺癌筛查工作从过去十年的项目管理模式转向人群覆盖管理模式。这一新的常态化管理模式更需要加强体系建设的顶层设计和整体部署,建立一个以妇幼保健管理体系为基础,但筛查执行机构又可以外延至其他医疗机构(如体检中心、社区卫生中心或乡镇卫生院)的横向协同(图3-1)和纵向联动(图3-2)的一体化机制。而这一机制的建立需要社会各利益相关方(包括受检者和患者)的积极参与。

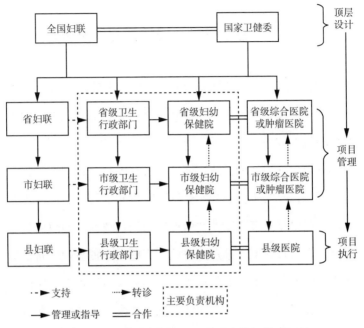

图3-1　乳腺癌筛查项目多机构联合协作管理机制

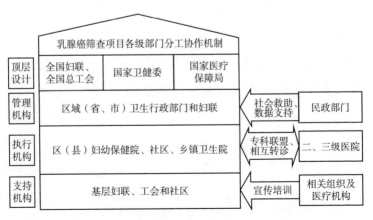

图3-2　乳腺癌筛查项目各级部门分工协作机制

一、筛查服务体系

2009—2019年，作为我国重大公共卫生项目之一的农村妇女"两癌"项目大多采取项目管理模式，即国家卫生健康委员会制定工作方案，省、市各级卫生健康委员会按因素法将名额分配给基层，再由省、市地方政府组织资源，包括筹资和组织专家指导，最后由区、县妇幼机构抽调人员，数月内完成分配任务数的三级管理服务网络。近年来，乳腺癌筛查项目被许多地方纳入健康扶贫项目，该地区的筛查任务目标数也大幅度扩增，若与之配套的管理流程、组织建设和人员培训未能及时跟上，可能出现筛查质量参差不齐等一系列问题。

在此背景下，各省、市可考虑在国家方案框架下把辖区适龄妇女乳腺癌筛查从传统的每年集中数月筛查的方式转变为常年机构化、常态化、预约式的人群覆盖管理模式，探索筛查管理新思路。整合辖区资源（如企事业单位职工体检、政府免费乳腺癌筛查、工会女职工体检、残疾人体检、入职体检等），尽量将政府免费筛查名额用于城市退休妇女或低保妇女（如上海市）和低收入妇女或农村妇女（如四川省），以推进全年筛查服务的可及性，确保服务的质量和效率，以信息建设和流程优化为抓手，以辖区人群覆盖率、随诊和治疗率及筛查体验为核心评价指标，以筛查-诊断-治疗三级预防为思路，对乳腺癌筛查的管理体系与流程进行优化。

各区、县筛查机构在具体组织架构和执行层面上，可借鉴家庭医生签约团队（医生、护士及公卫专员）的成功案例，成立乳腺癌筛查工作小组，并按照管理、技术和服务三个层面展开相关工作。管理层包括各级行政人员，在卫生行政部门的支持下开展督导工作，并定期向省级卫生健康委员会的乳腺癌筛查工作组通报工作情况；技术层则包括当地医务人员，主要负责筛查及癌前病变治疗；在服务层面，建议在各级设立乳腺癌健康管理员，承担筛查过程中的登记、引流、质量控制及随访工作。建议在基层妇幼保健院（所）成立固定的乳腺癌筛查与健康管理门诊，同时加强对其基层筛查管理人员、操作人员和健康管理员（简称"三员"）的培训。

二、筛查管理机制

在以往的筛查工作中，筛查执行机构克服了人群覆盖面大、人群主动筛查意识不强等现实困难，乳腺癌防治相关医疗机构的临床诊疗能力逐步成熟，但在构建"预防－筛查－诊断－治疗－康复－临终关怀"全流程连续性闭环服务链方面仍存在一些欠缺。尤其是2019年"两癌"项目转入基本公卫管理后，基层医疗机构在组织协调和资金管理方面需进一步完善工作，妇联、工会和社区应通过协作分工形成紧密联合体,建立连续服务、有效衔接的工作模式和机制,提高基层筛查组织内整体成员的管理及服务能力,在执行筛查工作的同时助推各层级业务发展。还可以通过医联体、专科联盟等合作形式,提升乳腺癌领域的预防保健、临床诊疗及康复护理闭环服务能力。以四川省成都市新都区为例,新都区妇幼保健院作为乳腺癌"三早"主动健康项目的试点机构,组建了成都市新都区乳腺癌防治中心,打通了与成都市妇女儿童中心医院、四川省妇幼保健院和四川省人民医院在内的省、市级医疗机构的绿色转诊通道,为经过乳腺癌筛查后有进一步入院治疗需求的受检者提供相应的转诊服务,转诊到上级医院进行手术、化疗治疗后再转回到新都区妇幼保健院,进行后期的康复治疗。

此外,应加强乳腺癌防治体系的顶层设计,出台国家综合性乳腺癌防治计划。在总结综合防治试点经验的基础上,整合妇幼预防保健机构、医疗服务机构、科研机构及企业的力量,构建全国乳腺癌综合防治大数据平台,整合乳腺癌风险评估、筛查、诊疗及结局等信息,并在此基础上构建全国乳腺癌规范化防治的培训体系,指导和评价各省、市、县政府及机构的乳腺癌防治工作,共筑乳腺癌"预防-筛查-诊断-治疗-康复-临终关怀"的闭环服务链,最终形成一套基于三级预防的乳腺癌全周期、全闭环、全社会动员体系(图3-3)。

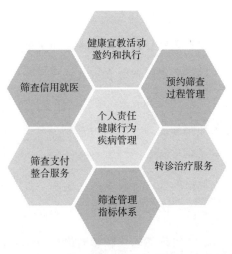

图3-3　基于三级预防的乳腺癌全周期、全闭环、全社会动员体系

第二节　筛查执行机构与执行人员服务能力

一、初筛机构与合作机构

2018年的调查发现，各项目地区基本可以按照《农村妇女"两癌"检查项目管理方案》的要求完成"两癌"检查的必要流程，其中乳腺癌筛查的各项检查工作基本都在县级机构进行。乳腺癌筛查项目管理方案要求，乳腺癌初筛机构和合作机构是由卫生行政部门指定的本辖区具有相应资质的医疗保健机构，初筛机构不具备进一步检查或确诊能力的，需将标本送至指定的合作机构进行诊断，初筛机构与合作机构应建立分工协作制度，角色分工明确、密切协作。从调查结果可看出，不论城市还是农村，国家乳腺癌筛查项目开展十年以来，所调查的项目县基本搭建了以区、县级医疗机构为主要初筛机构，县级综合医院、第三方检验机构等为合作机构的多机构协作机制，各地区根据自身医疗条件，制定了辖区内相应资质医疗机构间的合作与管理模式，以保障项目开展。

二、筛查标准规范化及质控管理水平

此次调研发现，各调研省在落实国家乳腺癌检查方案过

程中制定的各地方版本与国家方案略有差异，可能的原因一方面是地方对于国家政策的理解和学习有待深入，另一方面是各地方在开展具体工作时面临特殊的技术和管理问题，从而未能及时更新工作方案。总体来看，地方落实国家层面的乳腺癌检查方案尚存在许多不规范的问题，也相应造成了考核匹配的关键目标不够明晰等问题。因此，制定并完善科学严谨、符合国情、全国统一的乳腺癌筛查标准规范对于实现乳腺癌筛查项目的标准化至关重要。

建议完善质控体系建设并形成价值激励的质控管理平台。第一，可开展乳腺癌筛查的培训质控工作，建立质控标准和流程，及时更新并发布针对各地区的筛查质控手册，对各地工作开展的质量进行考核反馈。第二，通过完善乳腺癌筛查的激励机制，调动人员的积极性，增加工作价值感，对内激励筛查人员，对外激励各级项目执行管理者，将管理环节也纳入绩效考核，改善之前按筛查人头考核的单一绩效模式。

三、筛查执行人员能力建设

乳腺癌筛查受到地区差异、技术创新、经济水平等多因素的影响，不同地区筛查人员的服务能力存在差异。相关研究显示，目前我国东部地区参与乳腺癌筛查项目的医务人员数量明显多于中部、西部地区，特别是细胞学、病理学及乳腺影像（尤其是乳腺X线）等专业医务人员的数量；城市地区医务人员的数量（特别是病理学检查人员）、增长情况及能力也均优于农村地区。项目组实地调研也发现，大量区、县级妇幼保健院负责执行筛查的医务人员以专科学历为主，多数为技师，少数为初级职称医师，中高级职称人员大多只负责质控和复核，且大部分基层筛查人员均为临时抽调人员，仅作为兼职完成乳腺癌筛查相关工作。此外，部分乳腺癌筛查管理人员的医疗专业知识比较有限，和医务人员间的交流不够充分，与任务要求不相适应。针对各地服务能力差异，建议可通过优化现有信息系统、引入新一代信息化手段等科技赋能方式，助力提高整体筛查效率和准确率（详见本章第四章）。

国家乳腺癌筛查项目方案要求"承担农村妇女'两癌'检查工作的人员培训覆盖率达到90%以上，并保证每个执行人员在项目开展后至少接受1次培训，促进医务人员业务能力的提升"。虽然目前各省都开展了不同程度针对乳腺癌筛查项目医务人员及管理人员的培训，但受经费限制，各地仍缺乏系统化、标准化的培训体系及相应的培训效果评价机制。建议依靠省级超声影像和病理质控中心，对基层人员的制片、诊断等进行实操性指导与培训，并建立省、市、县三级病历汇总平台，加强自上而下的质控管理工作。同时，对筛查人员采取机构认证或持证上岗的方式，并通过优化服务流程切实提高基层执行能力，针对乳腺癌筛查工作的组织管理、宣传动员、检查及随访召回等环节，形成规范化的全流程工作说明，确保实现筛查工作流程的有效闭环。

第三节　筹资支付体系

一、国家"两癌"项目资金投入历史回顾

十年间，乳腺癌筛查项目经历了从项目管理模式到人群覆盖管理模式的改变，相应的筹资体系也发生了一系列变化。

2009年起，农村妇女"两癌"项目作为重大公共卫生项目，由国家财政部每年以专款专项形式将资金拨到各省，再加上地方配套资金实施。据全国数据统计，2009—2018年，国家对农村妇女"两癌"项目共投入72亿元，其中中央财政投入32亿元，地方投入40亿元，后者占总投入的56%。各省根据地方政府当年拨付的总经费和人头费用测算出当年可覆盖的总人数，挑选出数个或数十个农村人口占比较大并有一定基础或积极性的县（区）作为项目地区开展工作。在资金使用方面，承担"两癌"检查任务的妇幼保健机构（或区、县级医疗机构）定期向县级卫生部门报送已检查人数和检测项目等情况，经县级卫生、财政部门审核批准后，由财政部门将专项补助资金按工作量，通过国库集中支付方式直接拨付给实际做筛查的妇幼保健机构或医疗卫生机构，也可委托第三方机构进行审核，经卫生、财政部门核准后拨付。但从2016年起，中央财政转移支付地方经费管理

模式发生了巨大变化，包括"两癌"项目在内的一批项目执行方式由项目法转变为因素法，部分省"两癌"筛查经费在省级财政层面被压缩。

到了2019年，政府将包括农村妇女"两癌"项目在内的19项重大公共卫生项目并入之前的12项国家基本公共卫生服务项目。与之前"两癌"检查重大专项资金的中央财政拨付加地方配套机制不同，中央财政对国家基本公共卫生经费主要是按各省户籍人口数测算得来，而不同地区会按照其经济水平由中央和地方分担不同比例的基本公共卫生经费（表3-1）。这意味着乳腺癌筛查由每年完成年度任务量的项目管理模式正在或将转变为类似国家基本公共卫生服务项

表3-1　基本公共卫生服务中央及地方分档分担比例

分档	地区	中央分担比例/%
第一档	内蒙古、广西、重庆、四川、贵州、云南、西藏、陕西、甘肃、青海、宁夏、新疆12个省（自治区、直辖市）	80
第二档	河北、山西、吉林、黑龙江、安徽、江西、河南、湖北、湖南、海南10个省	60
第三档	辽宁、福建、山东3个省	50
第四档	天津、江苏、浙江、广东4个省（直辖市）和大连、宁波、厦门、青岛、深圳5个计划单列市	30
第五档	北京、上海2个直辖市	10

目的基于辖区适龄妇女均等化、广覆盖的常态化人群覆盖管理模式。这种常态化服务的思路将会对改变当前普遍存在的"运动式"筛查问题，以及指导"改善我国宫颈癌、乳腺癌综合防治体系和救助政策"产生重大影响，但要把"两癌"防治提升到一个新的阶段还需加强顶层设计、配套政策及资金的支持。

二、各地经费投入及分配面临的挑战

通过梳理调研各省、市2016—2021年使用的"两癌"检查方案，项目组将各地针对乳腺癌筛查的各检查项目经费分配与测算总结如下，见表3-2。

上述方案中仅四川省、广东省及厦门市在方案中写明了各项目的人均成本及项目检查人群测算比率，具体分析上述三地方案可以发现，各地在同样经费标准下的具体实施过程存在一定差异：四川省乳腺癌筛查方案以乳腺体检加乳腺超声为初筛方法，异常人群可覆盖钼靶经费，没有涉及病理、活检及"两癌"检查相关管理经费；厦门市乳腺癌筛查方案以乳腺体检为初筛方法，异常人群可覆盖乳腺超声、乳腺X线及病理，且对乳腺癌宣教、信息管理及随访工作有单独的经费划拨；广东省是目前所有调研地区中资金覆盖最全面、分配最清晰的地区，完整覆盖了乳腺癌筛查过程中从乳腺体检、乳腺超声、乳腺X线、病理到活检手术的所有项目，同

表3-2　重点调研地区乳腺癌筛查项目经费测算

地区		人均经费/元	检查经费/元			
			视诊/触诊	B超检查	乳腺X线	组织病理检查
省级	河北省（2021年）	79.0	-	-	-	-
	山东省（2020年）	79.0	-	-	-	-
	湖北省（2020年）	79.0	-	-	-	-
	四川省（2021年）	79.0	5.0	70.0	200.0[1]	-
	福建省（2017年）	80.0	-	-	-	-
	广东省（2020年）	88.6	5.0	70.0	200.0	160.0
市级	石家庄（2021年）	-	-	-	-	-
	济南市（2020年）	79.0	-	-	-	-
	武汉市（2021年）	100.0	-	-	-	-
	成都市（2021年）	-	-	-	-	-
	厦门市（2016年）	60.0	5.0	90.0[2]	200.0[3]	100.0[4]
	广州市（2019年）	79.0	5.0	70.0	200.0	-
	深圳市（2020年）	145.0	-	-	-	-

注：1.乳腺超声检查后2%；2.乳腺体检后35%；3.乳腺超声检查后45%；4.钼靶检查后8%；"-"表示未收集到数据。

时对于"两癌"检查间接经费（如宣教、信息化管理、随访等）有单独的资金划拨。

梳理各省（自治区、直辖市）上报的"两癌"项目文件及实地调研发现，当前各地筹资及经费管理存在以下困境：一是各地农村妇女"两癌"项目经费的来源多样，包括政府基本公共卫生服务项目经费、各地政府预算拨付、工会女职工福利体检等。各地区资金拨付存在一定差异，对项目实施的可持续性和高质量的标准化提出挑战。二是项目经费的管理有待优化。目前经费的使用范围往往局限于器械和耗材支付，而在项目实施过程中涉及的健康宣教、组织动员、随访管理、项目质控、信息系统建设等环节较少涉及。

三、新形势下亟须筹资支付模式创新

受限于当前的筹资模式，我国"两癌"项目筹资还处于较低水平。随着《乳腺癌筛查工作方案》（2021年版）将筛查人群范围扩大到所有35～64周岁妇女，并强调优先保障农村妇女、城镇低保妇女，要实现均等化、广覆盖的常态化人群覆盖管理模式，筹资支付模式创新亟须进行。

新医改方案指出，我国医疗保障体系的基本框架是以基本医疗保障为主体，其他多种形式医疗保险和商业健康保险为补充。乳腺癌筛查项目作为预防类支出还未纳入医保报销范围，但不少业内人士都在探索相关策略。

乳腺癌筛查项目可借鉴新医改方案提出的多种筹资方式相结合模式，即在政府免费覆盖之外，增加商业保险增量、公益救助、整合体检等渠道，打造出一套多方共付的整合型乳腺癌筹资支付模式，为乳腺癌全生命周期健康促进工作提供保障。具体而言，可积极协调卫生健康委员会相关部门，调动当地妇联、工会、红十字会等多方机构，引导财政资金及社会资本等共同形成乳腺癌专项资金，增加针对低保妇女的免费筛查名额，同时保障贫困确诊患者及时得到有效救助。此外，可通过商业保险公司为居民提供补充性惠民保险，开发乳腺癌筛查服务项目在内的商业保险产品，促进免费筛查名额外的女性主动寻求乳腺癌筛查服务。以武汉市为例，为发挥多方保障机制，促进适龄女性主动就诊的积极性，武汉市出台文件提高乳腺癌诊疗的医保报销比例，提供大病救助，并于2019年为乳腺癌免费检查人群购买商业保险，以解决确诊人群后续诊疗问题。

全国政协委员方来英曾呼吁将"两癌"检查费用纳入医疗保险实现制度化，并强调如果能将"两癌"检查费用纳入医疗保险，对于解决群众筛查费用难题，降低未来的疾病经济损失可起到良好效果。全国人大代表、常务副主任王玲也针对"两癌"检查工作中的问题，如基层医疗机构设备老旧、检测标准不统一、合格细胞病理专业人员缺乏，并进一步导致的检测质量不高、人工诊断误差大、阳性对象跟踪不够等问题，提出应在适龄妇女中进行全覆盖的免费"两癌"检查，并建议国家将此纳入医疗保险报销范围。

参考文献

[1] 马兰，宋波，吴久玲，等. 中国农村妇女两癌检查项目服务能力现状分析 [J]. 中国公共卫生，2018，34（9）：1250-1253.

第四章
乳腺癌筛查项目信息系统建设

当今世界，以信息技术为核心的新一轮科技革命和产业变革方兴未艾。5G、人工智能、物联网、云技术等新基建在快速、深刻地改变当前医疗服务模式，也正在改变我国"两癌"项目的传统服务模式。探索基于数字化、智慧化的乳腺癌"三早"信息系统建设是未来实现乳腺癌大规模筛查（即人群覆盖管理模式）的基本保障。全力加快信息化建设是影响我国"两癌"检查服务与管理体系朝着标准化、同质化、高效化、高质化连续型服务转型发展的关键，也将是各级管理部门推进精细化和精准化管理最强有力的抓手。

过去十余年，我国各级"两癌"项目配套的信息系统在没有专项资金投入保障的情况下，主要采取由下至上收集筛查项目受检人数和异常检出人数的模式。这种项目管理模式的直报系统仅上报已完成筛查任务数和异常人数，无法真正做到对筛查个案的追踪和对项目过程指标及结局指标的动态追踪与评估，也无法协助进行筛查后的异常召回，以及连接筛查后的诊断治疗信息。当前我国进入乳腺癌筛查城乡覆盖新阶段，各地筛查人数和范围的不断扩大、城乡筛查服务模式的不同，以及流动人口的增加，都给新阶段乳腺癌筛查信息系统带来更大的挑战。

本章从我国乳腺癌筛查项目信息系统的建设历程出发，针对当前各省、市妇幼保健机构信息系统现代化建设相对滞后，各地筛查数据收集整理不及时、欠准确、不完整，上下级机构间信息系统无法互联互通等问题，参考世界卫生组织宫颈癌三级防控策略将项目的结局性指标和过程性指标均纳入信息化管理体系，提出围绕服务供给方、需求方和监管方三方实际需求，建设统一的关键性指标信息收集和质量控制系统。同时，依托互联网医院、5G专网、人工智能（artificial intelligence，AI）辅助诊断、边缘云等新一代信息技术，助力缩小各地区服务能力的差异，提高筛查的整体效率和准确率，为人口密集或偏远地区的乳腺癌筛查工作提供安全、高效、可及的技术解决方案。

第一节　乳腺癌筛查项目信息系统现状

我国乳腺癌筛查项目信息系统的建设历程大致分为2个阶段。

第一阶段是2009年卫生部、全国妇联印发《农村妇女"两癌"检查项目管理方案》，提出"由承担农村妇女'两癌'检查任务的医疗卫生机构按季度把筛查相关数据分别报送所在地妇幼保健机构和疾病预防控制机构""省级妇幼保健机构和疾病预防控制机构每半年将汇总数据分别上报中国疾病预防控制中心妇幼保健中心和中国抗癌协会，经汇总后上报卫生部"，明确了乳腺癌筛查项目信息收集及报送的途径。2010年，卫生部、全国妇联印发的《2010年农村妇女"两癌"检查项目管理方案》中附上了"农村妇女乳腺癌检查项目季度统计表（省级汇总表）"，进一步将乳腺癌筛查工作数据上报的形式规范化。

第二阶段是2015年国家卫生和计划生育委员会妇幼司、全国妇联印发《农村妇女"两癌"检查项目管理方案（2015年版）》，强化个案登记表（即检查异常/可疑病例随访登记表），以做好"两癌"检查异常/可疑病例的连续性管理。文件提出，要"详细收集目标人群的基本信息，特别是联络方式"。同时，进一步明确筛查项目信息通过国家妇幼重大公共卫生服务项目信息直报系统报送，内容包括农村妇女"两癌"项目季度统计表和个案登记表。为完成乳腺癌筛查项目信息上报任务，各省建立了地方信息报送系统，各级筛查信息通过层层的信息系统上报，最终汇集到省级层面，再由省级报送给国家管理机构。在这一阶段，乳腺癌筛查项目信息系统的规范性和可操作性进一步提升，但项目组在调研中也发现，各地对筛查异常/可疑病例的召回随访，以及与确诊治疗信息的互联互通尚不能通过该报送系统实现。

第二节 完善当前乳腺癌筛查项目信息系统

一、立足医患需求建设信息收集和管理系统

项目组在调研中发现，当前我国多个地市"两癌"项目信息系统功能相对单一，仅有数据上报功能。医护人员在筛查现场人工询问并将相关信息填写在纸质表上，筛查后需要花费精力手动将信息抄录到电脑上进行数据上报工作。这种原始人工录入方式不仅占用临床医护人员大量的精力，还易造成录入错误率和数据缺失率的提高，数据上报的时效性、准确性和真实性较难保证。此外，由于信息系统往往是单线程和单部门上报，无法为项目的整体质量控制和可持续优化提供循证依据。

综上，信息系统在满足工作人员业务需求和患者健康需求方面亟待优化提升，筛查一线工作人员也迫切希望信息系统成为效率提升的有利工具，而非占用时间完成任务的负担。因此，项目组建议，乳腺癌筛查项目信息系统的建设应当围绕服务供给方、需求方和监管方三方进行统一搭建与维护。随着乳腺癌筛查项目人群覆盖面的扩大，各地区乳腺癌筛查项目信息系统应逐步添加项目开展的过程性指标和结局性指标，通过这些指标对筛查项目进行过程质控和结果管理。

第一，信息系统建设应当从医疗服务供需双方的实际需求出发，既服务于受检人群，为他们建立健康档案，又可减轻医护人员的工作量，提高工作效率，真正实现高效、精准、质控等目的。项目组认为，真正有效的信息系统应贯穿乳腺癌防治的全流程（图4-1），并满足以下功能：①确保患者预约-检测-确诊-治疗-康复全流程业务在信息系统通畅完成，各环节病历报告、检测检验等健康档案在各责任医生（健康管理-全科-专科）、各相关机构（社康中心-医院-妇幼保健院）之间顺畅调取，并能实时展开会诊讨论，各类别信息数据可由系统实时统计上报。②强化随访功能，让医生可以便捷地制订个性化的健康干预方案（含康复理疗服务包等）、设定复检日期、提供预约服务等闭环功能。③便捷医患双方的实时沟通，让患者通过系统可远程咨询检测报告结果、术后康复等其他健康问题。总之，对于信息系统的建设，互联互通是基础，有效沟通是关键。

第二，针对乳腺癌筛查的业务工作进行标准化建设，统一基本的业务数据统计口径至关重要。明确基本的核心服务项目、健康教育核心知识、核心质控数据等，针对不同的数据和人群明确统计要求，并持续优化系统的统计功能，坚决贯彻"报表数据应当由系统自动生成"这一基本原则，以信息系统建设为抓手，全面梳理"两癌"检查的各项工作流程，并通过信息系统进行优化，并形成固定制度。

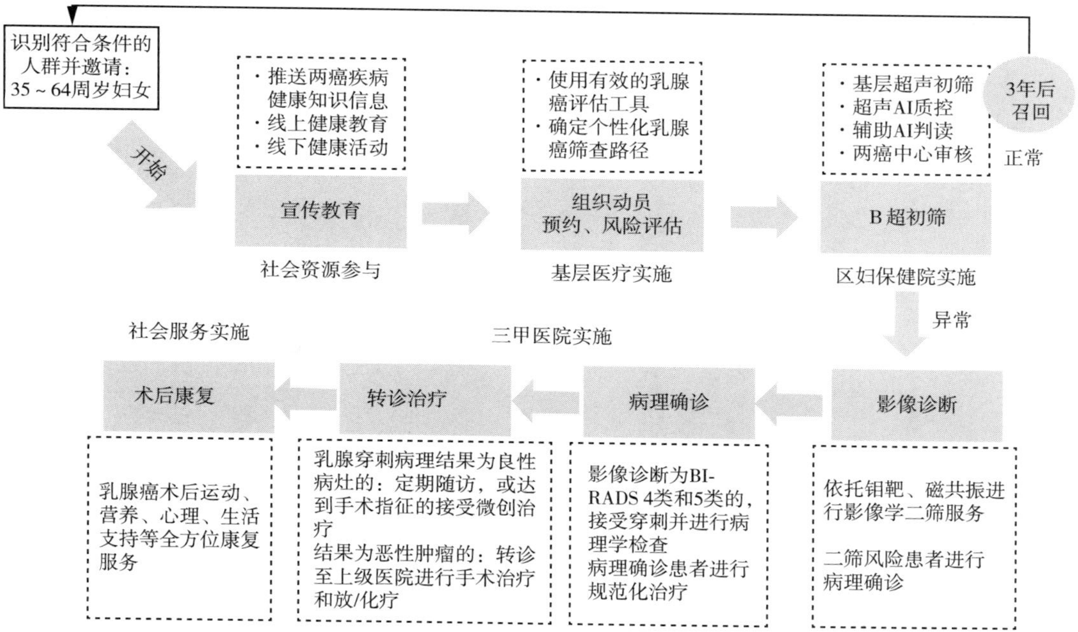

图 4-1 贯穿乳腺癌防治全流程的信息系统

第三，需要强调的是，公共卫生视角下乳腺癌的防-诊-治-康体系的建设，需协调多系统、多机构、多部门参与才能实现，包括整合临床诊疗系统、居民检验检测系统、公共卫生质控系统等一线业务系统，也包括基层医疗机构、综合医院、妇幼保健院等多种医疗机构的转诊系统，更涉及卫生、医保、民政、妇联等多部门联动的组织监管系统，对业务流、数据流、信息流的协调和管理提出了全新要求，需要各级政府给予资金投入支持。

二、通过指标统一的信息平台提升项目实施及质控水平

《两癌信息管理手册》（2015年版）定义了乳腺癌及癌前病变检出率、乳腺癌检出率、早期乳腺癌比例（早诊率）、乳腺癌及癌前病变随访率、乳腺癌及癌前病变治疗率等指标的计算方式，但项目组发现，部分地区在项目执行中仍缺乏质量控制和绩效考核环节，导致乳腺癌筛查无法实现全闭环管理。因此，建议通过建立统一的筛查信息化平台，将上述指标纳入质量控制和绩效考核，收集并整合筛查、诊断、治疗、死亡、医保、质控和随访等全流程数据，厘清各级机构信息系统之间的关系，保证信息系统的连接，在筛查过程中就在计算机系统内自动计算生成各质控指标数据，嵌入信息数据中心进行实时监测，避免人为操作误差，最终实现乳腺癌筛查全流程的精细化质量监控。可参考世界卫生组织三

级防控策略，将项目的人群监测指标（结局指标）和实施监测指标（过程指标）均纳入信息化管理体系，提出围绕服务提供方、需求方和监管方三方面的实际需求，来建立乳腺癌防－诊－治－康全流程关键性指标的统一收集和质量控制管理系统（图4-2）。

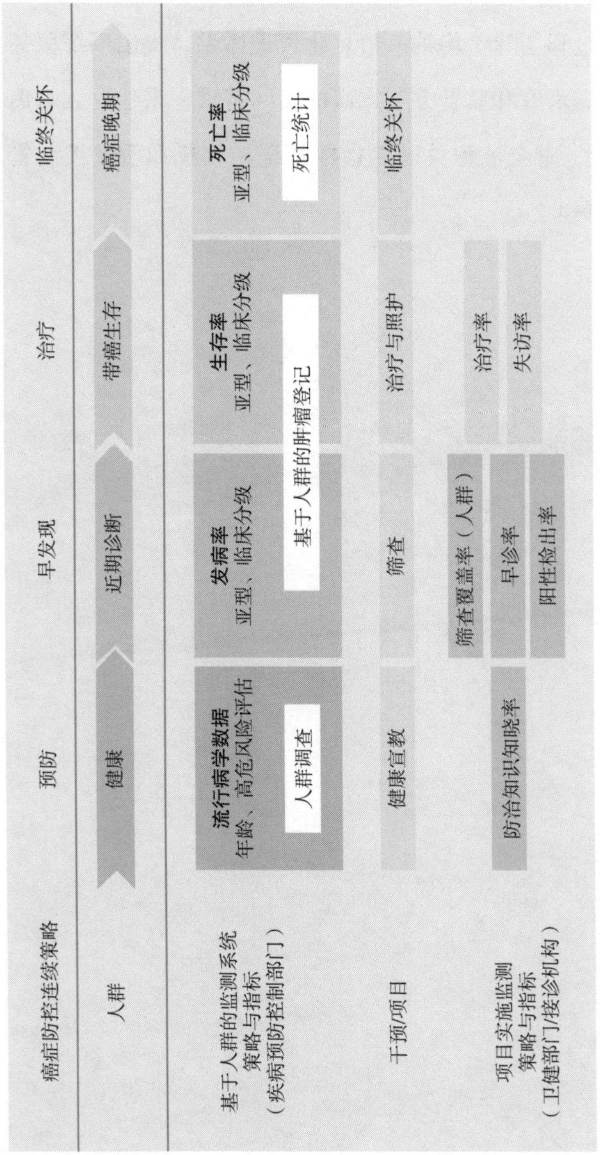

图4-2 乳腺癌三级防控策略体系构架

注：根据世界卫生组织宫颈癌三级防控策略整理。

第三节　科技创新助力新时期乳腺癌
筛查信息系统

　　我国地大物博、幅员辽阔，各地区经济发展水平存在差异，不同地区之间的经费筹资、信息化建设水平、医疗技术能力各有不同。因此，项目组建议，信息化建设不能一蹴而就，需要进一步做深入调研，总结各地区面临的挑战和优秀案例，选择有条件的地区进行试点。在选择试点时，经济发达与不发达地区都需兼顾考虑。尤其是当前我国"新基建"快速铺开，互联网医院高速发展，可为我国乳腺癌筛查的广覆盖提供坚实的技术保障。例如，5G辅助乳腺癌筛查、远程超声诊断、乳腺癌人工智能辅助诊断系统和互联网医院远程会诊等信息化手段，都能够安全、高效、高质地为人口密集或偏远地区提供切实可行的技术解决方案，缩小筛查、质量控制等多方面技术水平在地域间的差异，提供更公平、更可及的乳腺癌防治服务。项目组在调研过程中也看到，各地都在积极探索发展新一代信息技术助力"两癌"检查工作的管理，以下对几个地区做简要介绍。

　　1. 深圳市宝安人民医院（集团）智慧化服务闭环　为实现癌症患者防-诊-治-康全流程服务，推进医防融合，专全协同、医院与社康中心一体化建设，深圳市宝安人民医院（集团）与中国电信、华为、迈瑞、清华大学医院管理研究院等开展产、学、研合作，搭建起以5G＋AI＋云等新技术为基础，互联网医院为平台，九大远程会诊系统为支撑的智慧筛查服务体系。通过筛查关口前移，患者可以在社康中心接受乳腺癌超声筛查，针对疑似病例，社康中心超声医生可通过远程超声系统实时对接三级医院超声科进行远程会诊，并通过双向转诊系统上转至三级医院（"一键住院"），患者出院后纳入居家医疗照护系统及互联网医院随访系统管理，提供综合、便捷、高效、优质的远程复诊及居家康复服务。此外，宝医集团正与爱心志愿组织积极探索舒缓医疗服务，为癌症晚期患者及家属提供最具人文关怀的医疗支持。

2. 厦门市医疗大数据中心基于"三师共管"基层服务体系的全周期管理实践 基于三师共管分级诊疗服务体系，厦门i健康平台构建了等级医院与基层社区间的专病共管渠道，为患者提供乳腺疾病全流程健康＋诊疗的一体化服务体系。首先，结合厦门市智能健康档案平台实现对个人健康档案和健康监测数据的管理，汇集乳腺疾病患者的筛查、门诊、住院、康复等数据，开展高危风险评估，形成专属健康画像。其次，引入AI技术助力"两癌"诊断，在乳腺AI辅助判读中，基于多种模型算法深度学习网络进行全面详细地判读分析，自动实现乳腺分型、病灶检出和定位，支持根据BI-RADS诊断标准对病灶进行分级与诊断。最后，针对确诊、治疗并出院的患者，专科团队制订康复计划，并联合基层社区家庭医生共同进行康复及随访管理，实现了康复全程的互动协作，从而进一步提升线上、线下一体化公共服务。目前，厦门市通过上述信息化管理平台已形成互联互通的乳腺疾病全周期闭环管理体系，推动医疗供需变革和模式创新，不断增强"两癌"筛查服务的技术和管理能力。

3. 四川天府健康通助力"两癌"防治　基于医防融合理念，项目组曾在2021年"第二届数字四川创新大赛"提出，基于各地已广泛应用的健康码，创新区域"两癌"防治体系（图4-3），创新性地提出发挥健康通人群流量入口优势，助力大规模"两癌"筛查宣传动员、精准邀请、掌上预约等服务。同时，利用健康通身份精准识别优势，实现"两癌"防-诊-治-康全链条融合、跨机构全流程管理，发挥健康通功能的连续性和完整性，在"两癌"防治各个环节实时采集关键信息，形成覆盖"两癌"防治全流程的完整数据库，帮助政府打造"两癌"防治信息化、自动化、透明化闭环管理系统。

从上述案例可以看出，无论是对传统信息系统的改进，还是基于新一代信息管理平台的创新，都需要多系统、多机构及多部门立足需求，相互协作，才能打造出功能精细化和情境融合的创新化信息管理体系。也只有把信息管理系统这个工具打磨好、使用好，才有可能在有限的医疗资源条件

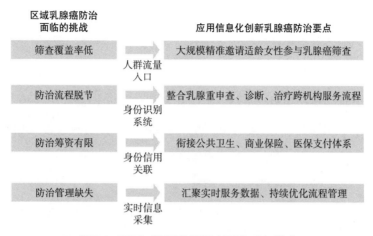

图4-3 区域"两癌"防治创新体系与模式

下，高效、高质地满足人民群众不断提升的健康需求。

参考文献

［1］国家卫生健康委员会. 借力人工智能，三年乳腺癌筛查覆盖率提升27%［EB/OL］.（2019-07-25）［2022-01-22］. http: //news.163.com/14/0116/23/9IOGF1PQ0001124J.html.

［2］杜建姝. 中国乳腺癌现状［J］. 世界最新医学信息文摘，2019，19（46）：371-372.

［3］HUANG Y，DAI H，SONG F，et al. Preliminary effectiveness of breast cancer screening among 1.22 million Chinese females and different cancer patterns between urban and rural women［J］. Scientific reports，2016，6（1）：1-10.

第五章
乳腺癌筛查总体政策建议

综合前四章的分析与讨论，项目组列出以下8条主要政策建议，同时也会在下一步的试点中继续探索乳腺癌"三早""三创"（指科技创新、服务模式创新、筹资支付创新）主动健康之路。

一、探索人群覆盖管理模式的顶层设计

新形势下乳腺癌筛查城乡覆盖的目标和基本公共卫生服务均等化的理念首先要求筛查策略和管理模式的转变，即从过去的项目管理模式向人群覆盖管理模式转变。如图3-1和图3-2所示，各级相关部门需要依托政策支持，提升自身领导力和现代化管理水平，分工合作，使筛查工作管理体系做到互联互通，建立医防融合一体化的协调管理机制。这需要政府保障短期内持续投入，同时继续探索建立长期可持续的筛查模式机制，如推进医保覆盖，将"三创"理念融入项目组织管理过程。

二、建立常态化的多形式筛查中心与诊疗绿色通道

针对城乡不同层次的人群需求，建立常态化、制度化的多形式筛查管理中心和相应的诊疗绿色通道，如在妇幼保健院、社康中心、乡镇卫生院和体检中心建立规范化的筛查中心，同时需要对这些中心建立定期考核评估和资质认证的机制。

三、完善筛查指南和全流程管理工作方案

依据"一病一策"的原则，进一步完善乳腺癌人群筛查指南和全流程管理工作方案，构建我国乳腺癌人群筛查的全流程数据收集机制，包括风险评估、初筛结果、召回与随访、诊断与治疗结果等环节数据，持续追踪各地在实施乳腺癌筛查过程中对《乳腺癌筛查工作方案》的反馈。成立中国乳腺癌人群筛查专家委员会，纳入卫生健康委员会、医疗和筛查机构的管理者和筛查人员作为专家成员，同时将妇联、工会相关工作人员及适龄妇女、确诊患者作为顾问，定期讨论人群筛查管理模式、技术方案和地方执行情况。

四、优化筛查信息管理系统

针对当前主要挑战，建议从需求方、服务提供方和管理方视角设计国家统一的信息化管理网络，加强医疗数据平台和资源的优化整合。在强调各地严格执行《乳腺癌筛查工作方案》（2021年版）的同时，鼓励各地因地制宜，制订灵活的筛查流程，并探索有效的信息化管理方案，如"云上妇幼""健康码"赋能、"掌上预约"等多种技术手段和创新管理模式，将定向宣传-预约登记-信息收集-筛查结果报告-召回随访-确诊治疗做到"一体化"服务和管理。同时打造筛查机构内部信息化、透明化的绩效管理系统，实现多

系统（临床诊疗系统－检验检测系统－公共卫生质量控制系统等）、多机构（基层医疗机构－综合医院－妇幼保健院等）、多部门（卫生部门－医保部门－民政部）的信息互联互通。

五、优化标准化培训与绩效考核机制

建立基于《乳腺癌筛查工作方案》的标准化统一培训与绩效考核体系，确保各级筛查机构的管理人员、筛查技术人员、服务人员经过正规培训后持证上岗。同时，完善乳腺癌筛查工作的激励机制，调动人员积极性，增加工作价值感，对内激励筛查人员，对外激励各级行政管理层，将各工作质量控制纳入绩效考核。

六、建立风险评估、筛查全流程信息数据库

加强对筛查人群的风险评估、健康认知情况评估、卫生经济学评估等方面的科学研究，并建立与之配套的大型队列研究，搭建筛查全流程信息数据库。

七、通过多元化的筹资支付方式提高经费保障

我国乳腺癌筛查人均经费79元的标准维持了近十年，目前已难以保障服务质量和群众体验感。因此，建议从国家层面加强对乳腺癌检查项目的经费测算，探索多样化的筹资支付方式，针对城乡贫困妇女实施精准救助，建立多层次的

医疗保障体系。充分发挥政府部门、保险公司及社会组织的联合作用，探索国家基本医疗保险、商业保险及社会救助相结合的多元化筹资支付模式。

八、加强社会支持下的健康宣教及心理健康干预

对筛查异常和确诊患者提供家庭、社区、职场的关爱和支持，以及心理健康咨询服务。国家层面可制订相应乳腺健康宣教、心理健康干预策略和培训指南，再由地方层面开办乳腺健康知识普及活动，提升民众乳腺健康认知水平。同时，可通过开展心理咨询下基层服务，减少确诊患者的焦虑与恐惧。

附录A

乳腺癌筛查流程图
（2009年版）

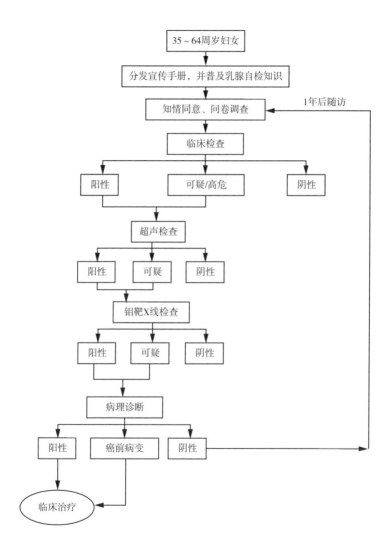

附录B

乳腺癌筛查流程图
（2015年版）

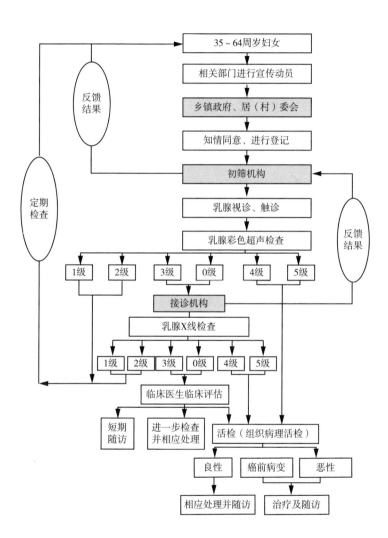

附录C

乳腺癌筛查流程图

（2021年版）

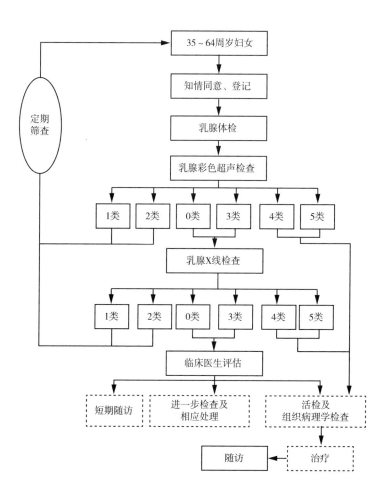

附录D

"两癌"检查工作相关政策梳理

发布时间	发文部门	文件名称
2021年12月31日	国家卫生健康委员会	乳腺癌筛查工作方案
2021年9月8日	国务院	中国妇女发展纲要（2021—2030年）
2021年3月18日	健康中国行动推进委员会	健康中国行动监测评估实施方案和健康中国行动监测评估指标体系（试行）
2021年3月13日	全国人民代表大会	中华人民共和国国民经济和社会发展第十四个五年规划和2035年远景目标纲要
2020年8月31日	财政部	关于2019年彩票公益金筹集分配情况和中央集中彩票公益金安排使用情况的公告
2019年9月20日	国家卫生健康委员会、国家发展和改革委员会、教育部等十部门	健康中国行动——癌症防治实施方案（2019—2022年）的通知
2019年8月30日	国家卫生健康委员会	关于做好2019年基本公共卫生服务项目工作的通知
2019年8月30日	国家卫生健康委员会	新划入基本公共卫生服务相关工作规范（2019年版）
2019年7月9日	健康中国行动推进委员会	健康中国行动（2019—2030年）
2018年11月19日	财政部、全国妇联	"十三五"期间中央专项彩票公益金支持农村贫困母亲"两癌"救助项目管理办法

续　表

发布时间	发文部门	文件名称
2018年10月17日	国家卫生健康委员会、国家发展和改革委员会、财政部等五部门	关于印发健康扶贫三年攻坚行动实施方案的通知
2016年12月30日	国务院	国家人口发展规划（2016—2030年）
2016年12月27日	国务院	"十三五"卫生与健康规划
2016年11月23日	国务院	"十三五"脱贫攻坚规划
2016年3月16日	全国人民代表大会	中华人民共和国国民经济和社会发展第十三个五年规划纲要
2015年9月9日	国家卫生和计划生育委员会、国家发展和改革委员会、教育部等十六部门	中国癌症防治三年行动计划（2015—2017年）
2015年7月17日	国家卫生和计划生育委员会	农村妇女"两癌"检查项目管理方案（2015年版）
2013年4月28日	财政部、民政部	中央专项彩票公益金支持农村幸福院项目管理办法
2012年3月14日	国务院	"十二五"期间深化医药卫生体制改革规划暨实施方案
2011年12月12日	财政部、全国妇联	2011年至2015年中央专项彩票公益金支持农村贫困母亲两癌救助项目管理办法

发布时间	发文部门	文件名称
2011年9月15日	全国妇联	关于拨付部分"贫困母亲两癌救助专项基金"的通知
2011年7月30日	国务院	中国妇女发展纲要（2011—2020年）
2011年5月16日	全国妇联	关于做好"贫困母亲两癌救助专项基金"使用管理工作的通知
2010年7月2日	卫生部、全国妇联	2010年农村妇女"两癌"检查项目管理方案
2009年7月3日	卫生部	农村妇女乳腺癌检查项目实施方案和技术方案（2009—2011年）
2009年6月24日	卫生部、全国妇联	农村妇女"两癌"检查项目管理方案

致 谢

感谢国家卫生健康委员会妇幼健康司、四川省卫生健康委员会、福建省卫生健康委员会、湖北省卫生健康委员会、山东省卫生健康委员会、广东省卫生健康委员会、河北省卫生健康委员会为本报告提供原始数据和调研协调等相关支持。

特别感谢调研的六省中乳腺癌筛查相关单位的领导、专家对项目组调研工作的配合和支持。

省	单位	姓名		
四川省	四川省卫生健康委员会妇幼处	杨 莉	邓 萱	吴 波
	四川省疾病预防中心慢病研究所	胥馨尹		
	四川省妇幼保健院	罗 静 陈燕彬	赵梓伶	明 娟
	四川省人民医院	刘锦平 帅 平	刘玉萍 陈秋虹	周 宏
	四川省肿瘤医院	王安荣	马 婧	
	成都市卫生健康委员会妇幼处	宋 维	李纪东	肖 渝
	成都市疾病预防控制中心	夏劲节		
	成都市妇女儿童中心医院	韩晓蓉		
	成都市新都区卫生健康局	刘 强	薛 璞	魏婷婷
	成都市新都区医保局	刘 颖		
	成都市新都区妇幼保健院	杨大辉 梁小红 马邦英	符容胜 张一瑾 周 丽	张千凤 张碧英
	成都市青羊区奥洛瑞浣花香乳腺专科门诊部	刘晶炜	余乃轩	
	成都市双流区妇幼保健院	岳 添	严兰平	
	成都天府新区太平中心卫生院	叶 红		

续　表

省	单位	姓名			
四川省	彭州市卫生健康局	邓世芳			
	彭州市妇幼保健计划生育服务中心	廖　峰			
	广安市卫生健康委员会	周云华			
	广安市妇幼保健院	王　玲			
	阿坝州小金县卫生健康局	冯光萍			
	宜宾市屏山县卫生健康局	周　华			
	宜宾市屏山县妇幼保健院	郑　兵	梅　蓉		
福建省	福建省卫生健康委员会妇幼处	周　策	姚　鹏		
	福建医科大学第二附属医院	蔡思清			
	福建医科大学附属协和医院	陈元仲	薛蕴菁		
	福建医科大学附属第一医院	康德智	曹代荣		
	福建省三明人大常委会	詹积富			
	福建省妇幼保健院	黄晓曦			
	厦门市卫生健康委员会	姚冠华	苏妙玲	陈　粮	
		王雪玲	李立新	王德猛	
	厦门市医疗大数据中心	叶荔姗	戚欢阳	李　明	
		李知瑾			
	厦门大学附属中山医院	杨素梅	陈江华		
	厦门市妇幼保健院	张雪芹	李　清	赵　旭	
		郭巨江			
	厦门大学附属翔安医院	张国君	赵　克		
	福建莆田学院附属医院	李　航			
山东省	山东省卫生健康委员会妇幼处	盖英群	盛颖敏		
	山东省妇幼保健院	周凤荣			
	济南市卫生健康委员会妇幼处	崔　蕾	李　文		
	济南市妇幼保健院	聂文英			

省	单位	姓名		
山东省	济南市天桥区妇幼保健计划生育服务中心	梁爱光		
	济南市历城区妇幼保健所	李　叶		
	章丘市卫生健康委员会信息办	孟　波		
	枣庄市卫生健康委员会妇幼科	苏燕燕	王绍安	
	淄博市卫生健康委员会	韩　栋	郭　静	
	德州市德城区卫生健康局妇幼健康科	莫新双		
	乐陵市妇幼保健院	高秀娥	陈　卫	
	东营市人民医院	郝　敏		
	青岛大学附属医院	林　青		
	聊城市人民医院	张传臣		
广东省	广东省卫生健康委员会妇幼处	杨丽君	刘　薇	
	广东省妇幼保健院	万　舰　武　丽　刘婷艳 江魁明　肖祎炜　康小玲 缪华章		
	中山大学肿瘤防治中心	曹素梅		
	广东省妇联	黎浩标		
	广东省疾病预防控制中心	王　晔		
	广东省医疗保障局待遇保障处	倪琼琼		
	广州市妇女儿童医疗中心	夏晓燕　邱　琇　马宏民 何耀娟		
	深圳市卫生健康委员会	李　慧		
	深圳市疾病控制中心	周　琳		
	深圳市医保局宝安分局	马新兵	徐　丽	
	深圳市宝安区妇联	栾　翠		

续　表

省	单位	姓名		
广东省	深圳市宝安区卫生健康局家妇中心	司徒嘉琳	翟　剑	
	深圳市妇幼保健院	刘植华	王月云	胡海燕
		汤红平	张文夏	李　欢
		陈琮瑛	刘佩意	戚海峰
		黄伟康		
	深圳市宝安区妇幼保健院	王利玲	蔡博宇	高迎飞
		李建梅	程郁离	王　维
		朱才义	熊礼宽	周彬婷
		熊礼宽		
	深圳市宝安区人民医院	柳玉红		
	韶关市卫生健康局	刘建军	钟国好	赵苗苗
		刘　平		
	韶关市妇幼保健院	饶世萍	曾筱安	范开蓉
	韶关市仁化县卫生健康局	马爱军	谭春佩	
	韶关市仁化县医保局	刘伟玲		
	韶关市仁化县妇联	陈　欣		
	韶关市仁化县疾病预防控制中心	汪日华		
	韶关市仁化县妇幼保健院	郑海燕	李　铮	何　静
	惠州市卫生健康局	罗桂平	席辉洪	
	惠州市博罗县疾病预防控制中心	邓育芳	罗　松	
	惠州市博罗县妇幼保健院	王少蕾	陈进萍	
	惠州市第一妇幼保健院	潘文静		
	惠州市博罗县医保中心	袁乐生		
湖北省	湖北省卫生健康委员会妇幼处	王　丹	杨　州	
	湖北省妇联	高　筠		
	湖北省妇幼保健院	代国红	尹丹丹	
	武汉市卫生健康委员会妇幼处	刘　程		

省	单位	姓名		
湖北省	武汉市妇幼保健院	周爱芬	杨 蓉	陈 忠
	武汉市江夏区妇幼保健院	江淑雯	刘尚兵	
	武汉市洪山区妇幼保健院	喻玉珍	唐丽娟	
	华中科技大学	姚 岚	徐 娟	
	宜昌市卫生健康委员会妇幼老龄科	王代权		
	宜昌市妇联	梅雯明		
	宜昌市妇幼保健院	郑宗军 袁晓英 陈 亮	赵 军 刘 艳	马代慈 张翠菊
	宜昌市疾病预防控制中心	徐 勇	胡 池	
	宜昌市夷陵区妇幼保健院	孔丽华		
	宜昌市五峰县妇幼保健院	向群英		
河北省	河北省卫生健康委员会妇幼处	李晓霞	赵晓青	
	河北省妇幼保健中心	许长田	钱立杰	马 倩
	河北省妇联发展部妇儿基金会	宋慧卓		
	河北省医保局	朱 昆		
	河北省人民医院	闫 萍 张 静	李 丽	李冰洁
	河北医大四院	李少玉	李云涛	
	石家庄市卫生健康委员会	张忠波		
	石家庄市妇联	李 岩		
	石家庄市疾病预防控制中心	马新颜	董会敏	
	石家庄市妇幼保健院	谢二辰	康晓蓓	
	雄安新区卫生健康局	刘巧静		
	雄安新区容县妇幼保健院	董文朝		
	赵县妇幼保健院	杜静波